DE L'IRRITATION ENCÉPHALIQUE DES ENFANS.

DE L'IRRITATION ENCÉPHALIQUE DES ENFANS,

OU CONSIDÉRATIONS

SUR LES CAUSES, LES SYMPTÔMES ET LE TRAITEMENT DE LA MALADIE DÉSIGNÉE SUCCESSIVEMENT SOUS LES NOMS DE CONVULSIONS INTERNES, DE FIÈVRE CÉRÉBRALE, D'HYDROCÉPHALE AIGUE, D'ARACHNOÏDITE, ETC., ETC.

MÉMOIRE

LU A L'ACADÉMIE ROYALE DE MÉDECINE DE PARIS,

PAR P. A. PIORRY,

Docteur en médecine, Professeur particulier de Physiologie pathologique, Membre adjoint de l'Académie royale de médecine, Membre titulaire de la Société de médecine et du cercle médical de Paris, membre associé de l'Académie royale de Madrid, médecin du Bureau de charité du 4e arrondissement.

L'Anatomie et la Physiologie pathologiques nous éclairent sur le siége et les phénomènes des maladies.

La Clinique seule apprend à guérir les affections de nos organes.

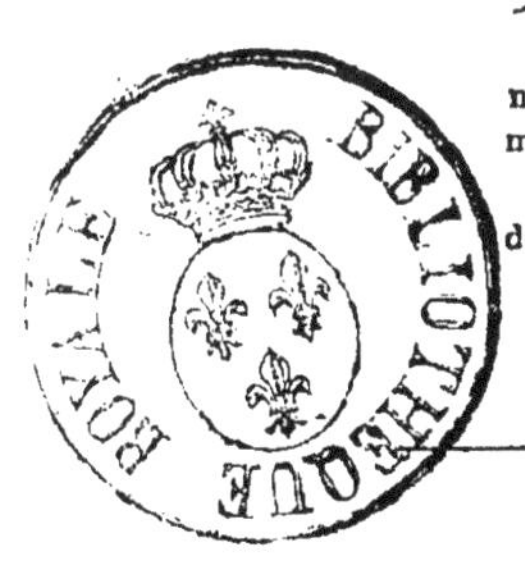

PARIS,

Chez BECHET jeune, libraire, place de l'École de Médecine, n°. 4.
DELAUNAY, libraire, Palais-Royal.
L'Auteur, rue Montesquieu, n°. 7.

1823.

AVANT-PROPOS.

La connaissance des maladies, essentiellement fondée sur l'anatomie et la physiologie de l'homme sain et malade, a fait, de nos jours, des progrès incontestables. On est parvenu à démêler, dans une série de symptômes déterminés, la source primitive des accidens généraux qui se déclarent. On a vu que l'excitation, l'irritation, la congestion, la phlogose, bornées ordinairement à un organe, quelquefois à un appareil, plus rarement à un système, moins fréquemment encore à plusieurs tissus considérés dans leur ensemble, étaient la cause locale des phénomènes généraux observés. Dès-lors on a été conduit à un traitement plus rationel. Contre des phlegmasies, on a dirigé avec méthode des évacuations sanguines et une médication calmante et émolliente. Mais le mal se trouve trop souvent à côté du bien, et la crainte d'exaspérer les inflammations que l'on voulait combattre a fait souvent renoncer à des moyens dont les siècles et la judicieuse expérience avaient démontré l'efficacité. Les faits que je vais rapporter, et que je crois avoir recueillis sans prévention, me paraissent, par leur nombre et leur importance, justifier l'assertion que je viens d'émettre.

J'ai à regretter de n'avoir pu obtenir l'ouverture cadavérique de la plupart des enfans que j'ai vus succomber; mais c'est ici le désavantage attaché à la médecine de la ville. Si les organes morts pouvaient toujours être interrogés chez les malades que le praticien des cités a le malheur de perdre, il aurait peut-être plus de chances pour concourir au perfectionnement de la science, que le médecin des hôpitaux. Ayant mieux suivi en effet les affections qu'il a sous les yeux, il pourrait réunir sur les circonstances commémoratives des renseignemens importans rarement fournis par le malade entré dans un hospice.

Mais ce n'est pas toujours la mort qu'il faut étudier ; les symptômes observés pendant la vie peuvent guider aussi le praticien observateur. Hippocrate était grand médecin sans doute, et ce n'était pourtant pas l'autopsie des cadavres qui l'avait dirigé.

L'anatomie pathologique nous a découvert les organes souffrans; grâce à son étude, nous pouvons établir des rapprochemens entre les maladies et les désordres qu'elles causent; mais les résultats cadavériques n'indiquent pas complétement le mode de traitement qu'il faut adopter.

La médecine consiste moins à savoir que tel tissu dans tel organe est affecté, qu'à guérir cette affection. L'autopsie cadavérique, dans une observation, m'apprendra le siége de l'altération; elle pourra démontrer l'existence réelle d'une arachnoïdite présumée; sous ce rapport, son degré d'utilité sera incontestable. Elle seule donne donc le complément aux faits recueillis par la clinique; mais repousser comme sans intérêt tout ce qu'elle n'a pas empreint de son cachet, serait à la fois injuste et dangereux.

S'il était possible, le scalpel à la main, d'explorer pendant la vie l'état des viscères, je regarderais comme dépourvues de tout intérêt les observations où l'on ne parlerait pas des lésions que l'œil découvre dans nos tissus divers. Mais, quand on est appelé pour une maladie interne, les fonctions et les organes accessibles à nos sens peuvent seuls être consultés. Les symptômes, *éclairés* d'ailleurs *par les connaissances d'anatomie pathologique préalablement acquises*, sont exclusivement les moyens de diriger le traitement. Eh bien! les accidens que j'ai signalés se rattachent tous à des lésions cérébrales primitives ou secondaires; je les ai traités par des moyens divers, et avec des succès variés. Je crois qu'il est important de publier ces résultats: un praticien appelé dans des cas semblables y trouverait peut-être quelque instruction. Ce ne seraient pas toujours les morts qui lui apprendraient à soigner les vivans. Les ouvrages de MM. Lallemand, Rostan, Parent et Martinet, donnent d'ailleurs les détails d'anatomie qui manquent à la plupart des faits que j'ai cités.

Ces réflexions m'ont engagé à publier ce

Mémoire; être utile, est le but vers lequel j'aspire, si je ne l'atteins pas, j'aurai du moins la consolation d'avoir cherché à le faire.

La première partie de ce Mémoire essentiellement clinique contiendra les observations que j'ai recueillies. Je ne donnerai pas les détails journaliers de chacune d'elles, ce qui serait étendre inutilement et péniblement cet opuscule. Je signalerai seulement les circonstances qui me paraissent les plus dignes d'être notées. Je n'insisterai que sur quelques cas qui m'ont paru plus intéressans que les autres, soit sous le rapport des autopsies cadavériques, soit sous celui du traitement.

Dans la seconde partie de ce travail, je tracerai les réflexions pratiques que les faits offerts à mon observation m'ont suggérées.

DE L'IRRITATION ENCÉPHALIQUE DES ENFANS.

PREMIÈRE PARTIE.

CLINIQUE.

PREMIÈRE OBSERVATION.

Symptômes d'arachnoïdite. — Traitement antiphlogistique et dérivatif. — Terminaison par la mort.

Le jeune M...d, âgé de sept ans, a une intelligence au-dessus de son âge ; son frère aîné a succombé *à la fièvre cérébrale.* Le travail de la dentition commence, et est accompagné de quelques accidens gastriques que la diète et l'eau de gomme suffisent pour dissiper. Peu de jours après, le 20 mars 1820, on administre une demi-once d'huile de ricin : le retour à la santé paraît complet.

Le 29, dans la matinée, des convulsions dans la face se déclarent, les pupilles oscillent avec rapidité, les yeux *s'élèvent vers le plafond et y restent sans cesse fixés.* Abolition complète des fonctions des organes des sens et de la perception. Plongé dans un coma profond, l'enfant n'est éveillé ni par les caresses de sa mère, ni par les stimulans appliqués sur la peau; quelques convulsions des yeux, des grincemens de dents, des cris plaintifs sont les seuls symptômes qui suspendent par intervalles l'état d'insensibilité de M...d

La face est alternativement d'une pâleur extrême et d'une vive rougeur. Les organes gastriques paraissent être sains; et le pouls, tantôt accéléré, et d'autres fois plus lent, n'offre rien qui soit digne d'être noté.

Sept jours d'une affreuse agonie précèdent la mort que ne peuvent prévenir, ni peut-être même retarder, un très-grand nombre de moyens, que je mets successivement en usage.

De nombreuses sangsues derrière les oreilles, des bains généraux, des bains de vapeur, suivant la méthode indiquée par M. Itard, la glace appliquée sur la tête lors de l'injection de la face; des pédiluves chauds, des vésicatoires, des synapismes, un moxa au sinciput, des boissons gommeuses, *des lavemens purgatifs*, etc., ne paraissent pas avoir ici une influence marquée sur la marche d'une maladie qui, le plus souvent, est au-dessus des ressources de l'art.

Je ne puis obtenir l'ouverture du cadavre.

DEUXIÈME OBSERVATION.

Symptômes d'arachnoïdite probablement cérébrale et spinale. — Même traitement. — Terminaison par la mort.

On me fait appeler le 23 janvier 1820, rue Saint-Germain-l'Auxerrois, pour l'enfant Marvin, âgé de dix-huit mois, qui, depuis quelques jours, éprouve un assoupissement continuel, et dont il n'est tiré un moment que pour retomber bientôt dans le même état. Des vomissemens et de la diarrhée ont précédé l'apparition des accidens cérébraux, et les selles sont encore fréquentes et liquides. Le ventre est volumineux et météorisé ; la peau est constamment froide.

Les pupilles sont dilatées, *les yeux* du petit malade couché dans son lit *s'élèvent sans cesse vers le plafond*, la tête est fortement fixée sur le rachis, par la contraction de ses muscles extenseurs. La colonne vertébrale entière ne tarde pas à se courber en arrière, les membres partagent cette roideur tétanique, la respiration devient difficile, le petit malade meurt après vingt jours de souffrances.

La diète, les boissons gommeuses, l'application réitérée de sangsues sur l'abdomen et derrière les oreilles, la glace sur la tête, en même temps que des bains tièdes généraux, des vésicatoires aux jambes et aux cuisses, des synapismes aux pieds, dans les derniers temps des frictions ammoniacales sur toute l'étendue de l'épine, etc., n'ont pas entravé le cours de cette fâcheuse affection. Jé n'ai pu obtenir l'ouverture, qui eût sans doute fait voir une arachnoïdite de la base et de la moëlle épinière.

TROISIÈME OBSERVATION.

Symptômes d'arachnoïdite. — Même traitement. — Terminaison par la mort.

L'enfant Chemout, âgé de deux ans, éprouve, au commencement de 1821, des vomissemens et de la diarrhée. Les parens, dans une extrême misère, vont consulter le pharmacien, qui, selon l'usage, ne manque pas de *prescrire le sirop d'ipécacuanha.*

Le 4 mai, les symptômes de l'arachnitis se dessinent avec les mêmes traits que ceux auxquels a succombé le jeune Marvin, et le même traitement n'est pas suivi d'effets plus heureux. Seulement, la veille de la mort et jusqu'au dernier moment, une *exophtalmie* de chaque côté se manifeste à un degré très-intense. La durée de la maladie a été de douze jours, à dater de l'invasion des symptômes de l'arachnoïdite.

QUATRIÈME OBSERVATION.

Symptômes d'arachnoïdite. — Même traitement. — Terminaison par la mort.

Adolphe P.....y, âgé de cinq mois, d'après ma

recommandation positive, a été exclusivement nourri, jusqu'au mois de mars 1820, avec le lait de sa nourrice. Une dent perce les alvéoles. On change le régime. De la bouillie, des potages gras remplacent l'aliment que la nature a destiné à la première enfance; des vomissemens se déclarent, la diarrhée survient. Tous les symptômes qu'on assigne d'ordinaire à une arachnitis de la base se dessinent brusquement. Le jeune malade périt en 24 heures.

Les sangsues, les affusions froides, les vésicatoires, les synapismes, etc., prescrits par le docteur Pillien, n'ont pu prévenir, ni même retarder une fatale terminaison.

CINQUIÈME OBSERVATION.

Teigne faveuse guérie par la méthode antiphlogistique. — Symptômes d'arachnoïdite cérébrale et peut-être spinale. — Traitement antiphlogistique et dérivatif. — Terminaison par la mort.

Mademoiselle Martineau, âgée de treize ans et demi, est depuis long-temps atteinte d'une teigne faveuse. Elle en a déjà été une fois guérie, mais depuis six mois des croûtes nombreuses collent les cheveux et répandent au loin une odeur fétide. J'obtiens, dans le mois de janvier et dans les premiers jours de février 1821, la prompte disparition de la maladie en la traitant comme une inflammation aiguë du derme. Des cataplasmes et des fomentations émollientes, la section des cheveux déterminent en moins d'un mois la guérison de cette dégoûtante maladie. Un vésicatoire a été depuis long-temps établi au bras, et je le fais entretenir.

Le 17 février 1821 une céphalalgie sus-orbitaire violente se déclare, du délire survient; les artères carotides battent avec force, des soubresauts dans les tendons se manifestent, *les yeux s'élèvent convulsivement vers le plafond*, et y restent fixés pendant quelques minutes; le pouls est dur et fréquent; l'assoupissement, l'insensibilité succèdent à ces symptômes et alternent avec les convulsions; la face pâlit et rougit tour-à-tour. La vessie cesse de se débarrasser volontairement du fluide qu'elle contient. Je ne m'aperçois de ce dernier accident que lorsqu'une fièvre vive, une agitation extrême, du délire, et des rougeurs circonscrites aux pommettes, m'engagent à rechercher la cause de ces nouveaux symptômes. La sonde évacue l'urine. Un mieux sensible se manifeste; le délire cesse, l'intelligence se rétablit pour quelques momens; mais bientôt l'assoupissement, les convulsions des yeux reparaissent, les pupilles se dilatent, la malade est comme immobile dans son lit, et la mort a lieu dans la nuit du 25 au 26 février. Les parens ne m'ont pas accordé l'ouverture du cadavre.

Sangsues au cou, saignée du bras, puis large vésicatoire sur la tête, dérivatifs vers les extrémités; tout a été inutile pour remédier à ces terribles accidens.

SIXIÈME OBSERVATION.

Gastro-entérite légère. — Symptômes d'arachnoïdite. — Traitement antiphlogistique et dérivatif — Terminaison par la guérison.

Le jeune Bonnet, rue Saint-Honoré, n° 57, âgé de trois ans, a une intelligence peu développée; sa tête est très-volumineuse; il parle avec une extrême difficulté.

Il éprouve, dans le commencement du mois d'octobre 1821, tous les symptômes d'une légère gastro-entérite. M. le docteur Asselin donne au malade les soins les plus éclairés et les plus assidus. Le 5 et le 6 octobre une somnolence d'abord, puis un assoupissement prononcé, et enfin un coma profond accompagné de convulsions, de roulemens d'yeux dans les orbites, et de grincemens de dents se manifestent. Cet état dure un jour, je suis appelé en consultation par les parens, et conjointement avec le judicieux confrère que je viens de citer, je fais placer douze sangsues derrière les oreilles et à l'épigastre; de la moutarde est appliquée aux pieds. Le mieux-être est très-prompt, et la disparition des accidens cérébraux a lieu le lendemain. Les symp-

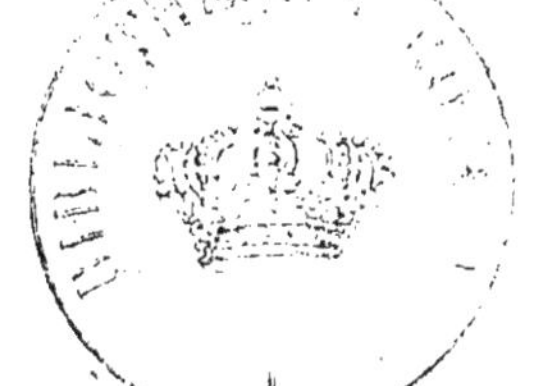

tômes abdominaux, qui n'ont jamais été en raison de ceux dont l'encéphale était le siége, ne tardent pas à céder au traitement approprié.

SEPTIÈME OBSERVATION.

Indigestion. — Symptômes d'arachnoïdite. — Eau chaude portée dans l'estomac; sangsues derrière les oreilles. — Terminaison soudaine par la guérison.

« Le jeune Passoir, demeurant rue Saint-
« Honoré, n° 83, à peine parvenu à sa qua-
« trième année, habituellement pléthorique et
« robuste, tombe tout-à-coup dans l'état le plus
« fâcheux. Cris plaintifs, strabisme accidentel
« et parfois *regard fixe et dirigé vers le plafond*,
« oscillation convulsive de l'iris, contraction
« spasmodique des muscles des membres, grin-
« cemens de dents, perte de connaissance, pouls
« très-fréquent et très-dur, injection très-intense
« des capillaires de la face; tels sont les phéno-
« mènes qui, se succédant avec rapidité, sem-
« blent indiquer une arachnitis marchant avec
« la plus effrayante promptitude. Les mains du
« petit malade sans cesse portées vers la tête, la
« chaleur brûlante dont les tégumens du front
« sont le siége paraissent justifier ce diagnostic,
« et démontrer que le cerveau ou ses membranes
« sont idiopathiquement affectés.

« Mais les parens m'apprennent que l'enfant
« vient de dévorer une grande quantité de pa-

« tates et d'autres alimens indigestes; la région « épigastrique est tendue, ballonnée; la pression « de l'estomac augmente les accidens et pro- « voque la nausée; de l'eau chaude sucrée est « donnée au petit malade, en même temps que « des sangsues sont apposées derrière et au-des- « sous de chaque oreille. Des vomissemens se « déclarent; les alimens que contenait l'estomac « sont rejetés; l'irritation cérébrale se dissipe, « et Passoir est subitement guéri (1). »

HUITIÈME OBSERVATION.

Symptômes d'arachnoïdite. — Intermittence marquée. — Traitement antiphlogistique et dérivatif inutile. — Symptômes d'épanchement. — Lavemens avec le quinquina en poudre et en substance. — Terminaison par la guérison.

V. Prot, âgée de quatre ans, demeurant rue de la Bibliothèque, n° 23, d'un caractère excessivement maussade, d'une faible constitution, mais d'une intelligence précoce, éprouva, au commencement de septembre 1821, quelques accidens gastriques et intestinaux, des vomissemens, de la diarrhée, qui furent suivis le 7 septembre de céphalalgie sus-orbitaire, d'oscillation des pupilles, d'*élévation des yeux vers le*

---

(1) Observation extraite d'un mémoire sur les sympathies de l'estomac, lu à l'académie royale de médecine en 1822, et inséré dans le journal complémentaire du dictionnaire des sciences médicales, 6e cahier, août 1823.

plafond, d'extension forcée de la tête, et d'un coma profond. Je reconnus tous les symptômes que je n'avais eu que trop de fois l'occasion d'observer. *L'intermittence de la rougeur et de la pâleur* était surtout bien prononcée; ces symptômes alternaient toutes les vingt minutes à peu près. Une augmentation dans les convulsions ou dans le coma suivait constamment l'injection dont les capillaires de la face devenaient le siége. Les moyens indiqués par les auteurs, tout infructueux qu'ils eussent été jusque-là dans ma pratique, furent cependant mis en usage. Quatre jours se passèrent sans qu'aucun mieux-être fût obtenu. Les rubéfians, les vésicatoires aux extrémités furent inutiles. Les symptômes étaient portés à un tel degré d'intensité, les signes de l'épanchement, la dilatation de la pupille étaient si fortement prononcés, qu'un praticien justement estimé, M. le docteur Danyau, ayant eu occasion de voir la malade, jugea le cas tout-à-fait désespéré.

Je venais de faire appliquer un vésicatoire sur la tête; j'essayai pour la première fois l'emploi du quinquina injecté dans le rectum.

Saisissant pour administrer l'écorce du Pérou le moment où l'enfant pâlissait, je fis prendre moi-même à celui-ci deux gros de quinquina gris délayé dans l'eau pure.

Ce fut avec un plaisir bien vif que je retrouvai deux heures après l'enfant beaucoup moins mal;

il n'était plus assoupi; les convulsions devenaient plus rares; il témoignait par ses cris éprouver de vives souffrances lorsqu'on touchait aux ulcères résultant de l'application des vésicatoires aux jambes et aux cuisses. De nouvelles injections de quinquina dans le rectum, à la dose d'un gros et demi, puis d'un gros, et d'un demi-gros, furent prescrites le soir et les jours suivans. Quarante heures après l'emploi de l'écorce du Pérou, il n'y avait d'autre accident cérébral qu'une extrême méchanceté que l'enfant a conservée. La plaie des vésicatoires de la tête a été plus de six mois à se cicatriser, et j'aurai bientôt l'occasion de dire qu'il serait peut-être à désirer que cette cicatrice n'eût pas eu lieu.

M. Danyau, que je rencontrai quelques jours après, croyait difficilement à la guérison de la jeune Prot; je le conduisis près d'elle, et il put se convaincre par lui-même de la réalité du fait.

Mon confrère et mon ami M. le docteur Chantourelle a vu aussi l'enfant en question.

NEUVIÈME OBSERVATION.

Symptômes d'arachnoïdite chez un sujet hydropique et atteint d'une gastro-entérite-chronique. — Intermittence prononcée. — Combinaison du traitement antiphlogistique, des dérivatifs, et des lavemens de quinquina. — guérison de l'arachnoïdite. — Mort quelques mois après par suite de la gastro-entérite.

M. Ferté, marchand grainetier, rue Taitbout

me fit appeler dans le courant du printemps de 1822, pour un enfant demeurant rue de Bondy, et qu'on me dit être à l'agonie. Je retrouvai chez lui tous les symptômes qu'avait présentés la jeune Prot; mais de plus qu'elle il avait une entérite chronique datant de huit mois, et que l'on avait exaspérée par un traitement incendiaire. Un anasarque général en avait été le résultat.

Tout faisait croire à une mort très-prochaine. Défaut absolu de connaissance, sensibilité presque nulle, convulsions des muscles de la face, yeux roulans dans les orbites, *et fixés souvent vers le plafond*, pupilles dilatées, grincemens de dents, etc.: tous ces symptômes alternant avec un coma profond; rougeur de la face et pâleur à de courts intervalles; tels étaient les principaux symptômes qui se manifestaient depuis vingt-quatre heures et contre lesquels on n'avait rien opposé. Quelque faibles que fussent les chances de succès, quinze sangsues furent appliquées derrière les oreilles, un vésicatoire fut mis sur la tête, le quinquina fut donné en lavement. A ma visite du lendemain matin, je trouvai le jenne enfant assis et jouant sur son lit. La cessation des accidens cérébraux fut complète. J'ai perdu de vue cet enfant, mais j'ai appris depuis qu'il a succombé quelques mois plus tard à l'entérite et à l'hydropysie symptômatique dont il était atteint.

DIXIÈME OBSERVATION.

Symptômes d'arachnoïdite. — Traitement antiphlogistique et dérivatif déterminant un soulagement momentané. — Intermittence prononcée. — Lavemens avec le quinquina. — Terminaison par la guérison.

La fille de M. B........, tailleur, rue Saint-Honoré, n° 122, âgée de trois ans, éprouve, le 2 mai 1822, les mêmes accidens que la jeune Prot et que l'enfant de la rue de Bondy. Il serait en conséquence inutile d'en faire l'énumération. Seulement la petite malade est très-pléthorique, et je fais appliquer un grand nombre de sangsues derrière les oreilles. Les symptômes se calment d'abord, mais se manifestent ensuite avec une intensité nouvelle. Elle paraissait dévouée à une mort certaine, et la maladie datait déjà de trois jours depuis l'apparition des accidens cérébraux; *je ne fais pas placer de vésicatoire sur la tête*, des synapismes sont appliqués, et j'administre moi-même des lavemens de quinquina d'après la méthode qui m'avait déjà réussi. Presque subitement un mieux-être se manifesta, et le lendemain l'enfant est rendue à la santé.

ONZIÈME OBSERVATION.

Symptômes d'arachnoïdite. — Combinaison du traitement antiphlogistique et des lavemens avec le quinquina. — Terminaison par la guérison.

La jeune Sommereux, demeurant place du

Chantre, n° 20, est à peine parvenue à sa troisième année; son intelligence est développée, sa peau colorée, son caractère gai, et le seul accident qu'elle éprouve est un dévoiement assez considérable dont elle est atteinte depuis l'âge le plus tendre; elle va habituellement à la selle deux ou trois fois par jour.

Dans la première semaine de janvier 1823 on s'aperçoit que l'enfant est plus triste qu'à l'ordinaire. Elle n'indique pas de douleur fixe ou vive vers une partie déterminée, mais elle se réveille en sursaut au milieu de la nuit, témoigne alors par ses cris éprouver la terreur la plus grande, et tombe bientôt après dans un sommeil agité, quoique assez profond pour qu'il soit difficile de la réveiller.

La face est rouge, les artères carotides battent avec force, l'état des organes gastriques est à peu près le même qu'habituellement. Le 11 janvier, tous les symptômes de l'arachnitis se déclarent avec les mêmes phénomènes que chez les sujets des trois observations précédentes; seulement ils marchent d'une manière plus lente, *et la maladie se manifeste toujours avec la même alternative de rougeur et de pâleur que j'ai déjà signalée.*

Les sangsues appliquées en grand nombre derrière les oreilles et à l'épigastre, les fomentations émollientes sur l'abdomen, les vésicatoires aux cuisses, les synapismes aux pieds, etc., sont employés sans succès; les lavemens avec le quinquina en substance sont encore suivis d'effets non moins avantageux, et tout aussi prompts que dans les cas précédens. L'enfant jouit actuellement de la meilleure santé; mais conserve la diarrhée qu'elle n'a jamais cessé d'avoir.

DOUZIÈME OBSERVATION.

Symptômes d'arachnoïdite chez un sujet qui en a été guéri une première fois. — Intermittence peu prononcée. — Traitement antiphlogistique et lavemens avec le quinquina, ne prévenant pas la mort.

V. Prot, dont j'ai précédemment donné l'histoire (obs. VIII), éprouva, le 28 septembre 1822 et quatre ou cinq mois après la guérison de l'ulcère de sa tête, une éruption anomale et dont il est difficile de préciser la nature. Cependant, comme il régnait alors un assez grand nombre de rougeoles, je crus devoir rapporter à la maladie dont il s'agit la phlegmasie cutanée que j'observai. Je le fis avec d'autant plus de raison que la toux, l'ophtalmie et le corysa qui se manifestaient en même temps, semblaient confirmer ce jugement. Quoi qu'il en soit, l'agitation, le délire qui se déclarèrent, la somnolence qui s'y joignit, me firent craindre la réapparition d'une congestion cérébrale, et je n'avais en effet que trop à la redouter. Le lendemain tous les accidens de la première maladie parurent avec une intensité nouvelle. Seulement *il n'y eut pas d'alternatives de rougeur et de pâleur.* Les évacuations sanguines, les dérivatifs n'eurent aucuns résultats avantageux.

Appelé le soir en consultation, M. le docteur Jadelot ne s'opposa pas à l'emploi des lavemens avec le quinquina, qui ne réussirent pas mieux que les autres moyens ; et la mort eut lieu le lendemain matin 1er octobre, après quatre jours de maladie.

Malgré mes instances réitérées je n'ai pu obtenir l'ouverture cadavérique.

TREIZIÈME OBSERVATION.

Diarrhée suite d'une mauvaise alimentation. — Arachnoïdite de la convexité et de la base. — Traitement nul pendant les premiers jours. — Traitement antiphlogistique combiné avec les lavemens de quinquina dans la nuit qui précède la mort. — Autopsie cadavérique. — Nulle trace de gastro-entérite.

L'enfant G...., rue Montesquieu, n° 8, parvenu à son sixième mois, mis en nourrice à quelques lieues de Paris, prend peu de lait, seul aliment qui convienne dans un âge aussi tendre, et est nourri avec des potages, des panades, etc. ; il éprouve depuis dix jours une diarrhée opiniâtre. On le ramène à Paris le 1er juillet 1822, dans un état voisin de la mort. Je suis appelé conjointement avec M. le docteur Sarlandière. Le ventre est souple, la langue pâle, la chaleur de la peau peu développée; cependant l'existence de la diarrhée et sa manifestation avant les accidens cérébraux nous font croire que ceux-ci ont d'abord reconnu pour cause une entérite ou du moins une colite. Des fomentations émollientes, de la glace sur la tête, des sangsues sur le ventre et derrière les oreilles, des révulsifs aux extrémités ne calment pas les accidens.

Dans la nuit, et *quoique je n'eusse point remarqué d'alternatives de rougeur et de pâleur*, je propose les lavemens avec le quinquina, nous les employons; mais la mort n'en a pas moins lieu quelques heures après leur administration.

L'autopsie cadavérique nous a donné les résultats suivans:

Viscères abdominaux sains. M. Sarlandière assure cependant que la membrane interne de l'estomac est ramollie et épaissie. Pour moi je la trouve dans l'état naturel. Les intestins sont, dit-il, très-rétractés dans quelques points et dilatés par des gaz dans d'autres; mais je ne regarde pas comme des lésions pathologiques ces phénomènes que je crois avoir rencontrés dans tous les cadavres. Il en est ainsi du rectum.

Les appareils respiratoires et circulatoires sont dans leur état physiologique.

La dure-mère est très-adhérente au crâne; deux onces environ de sérosité s'échappent lors de l'incision de cette membrane, qui ne paraît pas être enflammée. Les sinus et les veines de la surface cérébrale sont gorgés de sang.

L'arachnoïde rouge, injectée dans toute son étendue crânienne, est manifestement phlogosée. Elle présente dans quelques points des plaques rouges bien prononcées. L'arachnoïde de la base et du cervelet est également injectée, mais non suppurée ou épaissie. Il n'y a pas de sérosité dans les cavités cérébrales. Le cerveau mou, comme à cet âge, ne présente, non plus que le méso-céphale, aucunes traces d'abcès ou d'épanchement. La cavité du rachis n'est pas ouverte.

QUATORZIÈME OBSERVATION.

Travail de la première dentition. — Arachnoïdite de la convexité et de la base. — Point d'intermittence. — Traitement antiphlogistique, dérivatif, lavemens avec le quinquina inutiles. — Terminaison par la mort. — autopsie cadavérique.

Le jeune G., rue Montmartre, n° 109, est âgé de dix mois, sa constitution paraît robuste, son crâne est très-développé. Allaité par sa mère, il a eu peu d'indispositions. Quelquefois la diarrhée s'est manifestée et paraît avoir été la suite de l'administration de quelques potages qu'on a fait prendre à l'enfant. Son père et sa mère ont le caractère et la physionomie des personnes auxquelles on assigne d'ordinaire le tempérament dit nerveux. M. G. a même les yeux dans un état de roulement et d'oscillation continuelle et convulsive, phénomène d'autant plus remarquable que Monsieur son frère est sujet à la même incommodité.

Deux dents à chaque mâchoire percent les alvéoles du jeune enfant, un peu de diarrhée est accompagnée d'assoupissement, les joues rougissent, une petite toux a lieu. Le docteur Nauche prescrit des demi-lavemens et une boisson adoucissante. Cet état dure deux jours. A cette époque et dans la soirée, les symptômes prennent plus d'intensité. Le 27 octobre, à quatre heures du soir, le petit malade se trouve dans l'état suivant:

Langue nette et pâle, abdomen souple et non douloureux à la pression; la diarrhée a cessé; quelques vomissemens d'un liquide jaunâtre ont eu lieu, la chaleur est douce et halitueuse, le thorax est sonore, point de toux ni de difficulté de respirer, le pouls est très-variable, tantôt très-accéléré et tantôt très-lent.

Assoupissement profond, cris plaintifs. Il faut toucher l'enfant pour le réveiller; les yeux restent à demi-ouverts pendant le sommeil; quelques mouvemens convulsifs des lèvres se font remarquer; du reste, nulle oscillation des pupilles. Il paraît, d'après le rapport des parens, qu'il y a eu dans la journée des grincemens de dents, et que le regard a été souvent fixe. Les artères carotides battent proportionnellement beaucoup plus fort que la radiale. Contraction tétanique des extenseurs de la tête: prescription de six sangsues derrière et au-dessous de chaque oreille; vésicatoires aux jambes, rubéfaction des pieds avec l'eau chaude (trois sangsues seulement sont appliquées du côté gauche), lavemens avec le muriate de soude.

Contraction spasmodique des muscles des paupières, des lèvres et des membres, cris plaintifs plus prononcés, regard fixe, tête déjetée en arrière, pupilles dans l'état sain. L'enfant est constamment pâle, *point d'alternatives de rougeur et de décoloration de la face.* Les convulsions sont continuelles, réfrigération du tronc et des membres; un bain tiède y remédie; glace continuellement appliquée sur la tête; injection avec trois grains de sulfate de quinine étendu d'eau dans le rectum.

La nuit se passe pendant la durée de ces symptômes et l'emploi de ce traitement. Dans la matinée, l'enfant porte constamment la main sur les gencives; on applique une sangsue sur la lèvre inférieure; sa morsure donne beaucoup de sang, *les convulsions cessent d'avoir lieu.*

Dans toute la journée l'assoupissement continue. Cris plaintifs, alternatives de refroidissement et de chaleur, la tête est rasée, *et l'on sent alors par la fontanelle antérieure les battemens du cerveau tellement développés qu'ils soulèvent le doigt indicateur au moins de la hauteur d'une ligne et demie.* Plus de convulsions, plus de grincemens de dents, pouls très-variable et peu de mouvement.

Lavemens avec le quinquina en substance à la

dose d'un gros dans quatre onces d'eau; bains généraux pour remédier au refroidissement; vésicatoires aux cuisses, la rubéfaction des pieds a été suivie de la formation de larges phlyctènes.

Contractions tétaniques des extrémités du côté gauche. On peut difficilement plier le bras, le coma est de plus en plus profond.

Large vésicatoire sur la partie postérieure de la tête. Glace sur la région qui correspond à la fontanelle antérieure. Le lendemain, 29 octobre, le ventre est un peu tendu, surtout inférieurement; il y a eu quelques vomissemens; trois sangsues et des cataplasmes sont appliqués sur l'abdomen, un lavement avec de l'eau de guimauve procure quelques selles, dans lesquelles on reconnaît un peu de quinquina. Les convulsions reparaissent. Des cris réitérés annoncent de vives souffrances; la pupille cependant n'est pas plus dilatée qu'à l'ordinaire; l'iris s'épanouit toujours sous l'influence de la lumière, mais le pouls radial s'affaiblit et devient vermiculaire tandis que les battemens du cerveau sont très-énergiques. Le râle trachéal survient, la mort a lieu le 29 octobre à quatre heures du soir, sans convulsions, et par un passage peu marqué de l'assoupissement à l'extinction entière de la vie.

Autopsie cadavérique.

Aspect extérieur. Crâne spacieux, très-développé vers les régions temporales, front saillant, cadavre pâle, poitrine sonore dans toute son étendue, ventre souple, nulle trace de décomposition putride, embonpoint médiocre.

Appareil digestif. Membrane buccale pâle ; une certaine quantité d'un liquide jaune-verdâtre et visqueux sort de la bouche. Le même liquidese trouve en abondance dans l'estomac, le duodénum, les intestins grêles et les gros intestins. Ceux-ci ne sont pas resserrés ; leur aspect extérieur est pâle ; la membrane interne de l'estomac des intestins est partout exempte de lésion. Elle n'est pas rouge. Il n'y a pas de vaisseaux notablement injectés ; point d'ulcérations, point de ramollissement, point de ganglions lymphatiques malades dans le mésentère, le foie est sain. On y trouve seulement un peu plus de sang que d'ordinaire ; la vésicule du fiel contient aussi un peu plus de bile que dans l'état normal.

La rate, la vessie sont exemptes de toute lésion ; cette vessie contient fort peu d'urine.

Appareil respiratoire. Membrane muqueuse laryngienne et trachéale saine, plèvres saines ; poumons crépitans, sans phlegmasie appréciable, sans tubercules, sans hépatisation ; seulement congestion d'un sang noirâtre vers leur région dorsale, effet visible de la pesanteur. (Le cadavre est resté sur le dos.)

Appareil circulatoire. Une once à peu près de sérosité dans le péricarde. Les cavités droites du cœur pleines de sang veineux. On remarque dans le ventricule droit une certaine quantité d'albumine coagulée d'un jaune verdâtre et transparent ; son volume égale celui de l'extrémité du doigt indicateur; les grosses veines sont gorgées de sang noir.

Appareil des sensations et de la locomotion. La section des tégumens de la région occipitale sur laquelle un large vésicatoire a été appliqué montre dans le tissu cellulaire sous-cutané, une infiltration séreuse de deux lignes d'épaisseur. Le derme paraît cependant aminci. La voûte du crâne est enlevée avec la scie. Une once au moins d'une sérosité claire s'écoule, soit pendant qu'on scie les os, soit lors de leur enlèvement, soit enfin plus tard.

On détache avec précaution le cerveau de la base du crâne; ses dimensions sont plus considérables que dans l'état sain. De nouvelle sérosité s'écoule. Les nerfs olfactifs, optiques, etc., sont coupés; mais une abondante sérosité rend souvent cette opération difficile.

Un liquide d'une couleur opaline et d'une consistance moyenne entoure les nerfs optiques dans tout l'espace qui s'étend depuis leur réunion jusqu'aux orbites. Cette substance est logée dans des espèces de cellules, car elle ne s'écoule pas tout d'un coup par l'incision.

L'arachnoïde présente dans la surface crânienne :

1. Des vaisseaux très-injectés dans toute son étendue, seulement elle paraît moins malade vers la région occipitale;

2. Des vaisseaux plus nombreux et plus injectés encore vers les régions pariétale et coronale;

3. Un épaississement très-remarquable d'un aspect analogue aux fausses membranes pleurétiques, d'un quart de ligne à une demi-ligne d'épaisseur, d'une couleur grisâtre et verdâtre, de la largeur de la paume de la main, beaucoup plus marqué vers ce centre qui correspond à la partie supérieure de la région coronale gauche, que vers la circonférence qui se continue vers les autres points phlegmasiés mais transparens de l'arachnoïde. Cet état d'opacité se prolonge jusque vers la partie de l'hémisphère gauche contiguë à l'hémisphère droit.

Ce tissu est-il un simple épaississement ou consiste-t-il dans une exsudation sur les surfaces arachnoïdiennes ?

Ce qu'il y a de certain, c'est qu'il paraît se continuer avec le tissu même de l'arachnoïde, et qu'il est impossible, en cherchant à le ratisser, de le séparer de cette membrane.

4. Un épaississement semblable du côté droit, mais moins coloré, moins épais et moins étendu.

L'arachnoïde présente dans la région correspondante à la base du crâne :

1. Une injection remarquable de ses vaisseaux;

2. Dans les scissures correspondant à la réunion des lobes moyens et antérieurs un épaississement analogue à celui de la voûte, moins large à la vérité, mais aussi épais, et offrant ceci de remarquable, que la lésion est plus considérable à droite qu'à gauche; ce qui contraste avec l'état de cette membrane observée dans la région de la voûte du crâne.

Point de liquides dans les ventricules. La pie-mère ne paraît pas malade. Les plexus choroïdes sont un peu plus injectés que d'habitude. Cette injection est plus notable à droite qu'à gauche.

Le cerveau est très-mou. Aucune trace d'abcès dans sa substance. Un peu de sang s'échappe de ses vaisseaux lors de sa section.

Le cervelet, sa cavité, ses dépendances ainsi que la moelle allongée paraissent sains.

Le canal rachidien est ouvert. La dure-mère est partout distendue par une grande quantité de sérosité. A la partie inférieure le volume qu'elle présente est au moins aussi considérable que celui du doigt indicateur. Incisée dans toute son étendue, il s'en échappe une quantité de sérosité citrine qui peut être évaluée à une oret demie. L'arachnoïde et la membrane propre présentent à la surface de la moelle une injection admirable de vaisseaux très-déliés. Le cordon médullaire paraît moins consistant que dans l'état sain, et n'offre du reste rien de remarquable.

DE L'IRRITATION ENCÉPHALIQUE DES ENFANS.

DEUXIÈME PARTIE.

PATHOLOGIE ET THÉRAPEUTIQUE.

1° RÉFLEXIONS SUR LES CAUSES ET LES SYMPTÔMES DE L'IRRITATION PATHOLOGIQUE DE L'ENCÉPHALE CHEZ LES ENFANS.

1. Les mots nombreux dont on s'est servi pour désigner l'irritation encéphalique chez les enfans, sont une preuve de l'ignorance où l'on était sur le siége et la nature des accidens dont elle est accompagnée. Les uns l'ont considérée comme une affection fébrile essentielle et ataxique ou maligne; ils l'ont appelée *fièvre cérébrale* (expression que M. Gendrin a encore voulu faire revivre dans ces derniers temps.) Cullen l'a clas-

sée parmi les apoplexies, sous la dénomination d'apoplexie hydro-céphalique. M. Pinel, qui d'abord avait adopté l'expression employée par Meyserey et M. Chardel, a rangé ultérieurement, et à l'imitation des Anglais, cette affection parmi les hydropisies. Il lui a conservé le nom d'hydrocéphale aiguë, que l'un des modes de terminaison de cette maladie lui avait fait donner. On lit sous ce titre, dans le Dictionnaire des sciences médicales, un excellent article de M. Itard, qui cependant a bien reconnu le siége de la lésion dont il s'agit et sa nature inflammatoire. Les nombreux et importans travaux publiés de nos jours sur les maladies de l'encéphale, et spécialement les judicieux ouvrages de MM. Lallemand, Parent et Martinet, ont fait enfin rapporter à une véritable inflammation de l'arachnoïde, l'affection que le vulgaire désigne sous le nom bizarre de convulsions internes.

2. Faut-il adopter cependant dans toute son étendue la distinction tranchée que l'on a établie de nos jours entre l'arachnoïdite et la cérébrite? Y a-t-il *dans le principe de ces deux affections* une ligne de démarcation tranchée que l'on puisse établir entre elles? Les recherches cadavériques récemment faites tendraient à le faire croire. Les réflexions suivantes, déduites d'une saine physiologie pathologique, sont loin de fournir les mêmes inductions.

3. L'arachnoïde, par elle-même, n'a pas une

importance bien relevée dans l'enchaînement de nos fonctions. Ce n'est que par son contact avec le cerveau qu'elle peut agir sur ces dernières; ainsi ses lésions ne peuvent déterminer d'autres symptômes que ceux qui dépendent de l'altération de l'encéphale. Si l'arachnoïdite est accompagnée de délire, c'est par suite de l'irritation ou de la congestion sympathique qu'elle occasionne dans le cerveau. Si la phlogose des menynges a pour symptômes des contractions spasmodiques, des troubles dans les organes des sens, etc., cela ne peut arriver que par suite de la souffrance de l'encéphale lui-même. Les hypothèses sur la sensibilité qu'on attribuait aux membranes cérébrales sont tombées dans un juste oubli. La douleur serait le seul symptôme qui pût appartenir en propre à l'arachnoïde, et caractériser son inflammation.

4. Il résulte de là que les phénomènes dont l'arachnoïdite est accompagnée ne sont jamais que ceux de l'irritation de l'encéphale; mais remarquez que celle-ci peut tout aussi bien succéder à la souffrance d'un organe éloigné qu'à celle de la membrane séreuse crânienne et spinale. Les mêmes symptômes pourront donc se manifester dans cette double circonstance, et ils se manifesteront en effet. La seule irritation cérébrale sera certaine; celle des menynges ne sera jamais que problématique.

5. Un enfant éprouve une indigestion, il a du

délire, des convulsions, une céphalalgie insupportable. Ce malade a-t-il une arachnoïdite? non; sans doute. Il serait absurde de penser que l'estomac irradiât sur le cerveau par la médiation d'une de ses enveloppes. Mais cet enfant éprouve les symptômes d'une irritation encéphalique déterminée par la stimulation du principal organe de la digestion. (obs. VII.)

6. Quoi qu'en aient dit les auteurs d'un ouvrage justement estimé sur l'inflammation de l'arachnoïde, il ne faut pas toujours redouter cette grave affection lorsque chez un malade la douleur sus-orbitaire se déclare avec intensité. S'il en était ainsi, le médecin aurait presque exclusivement à soigner des phlegmasies encéphaliques. Une stimulation légère du cerveau est en effet suivie de céphalalgie. Tout organe malade, irradiant sur l'encéphale, peut occasioner cette stimulation.

7. Ce que je dis de la douleur sus-orbitaire est également applicable au délire, aux convulsions, aux hallucinations, à tous les symptômes des irritations cérébrales. Il n'est pas jusqu'à une paralysie momentanée qui ne puisse être le résultat d'une congestion encéphalique, déterminée par la souffrance d'un organe autre que le cerveau. Madame la comtesse de Saint-M... m'en a offert un exemple remarquable.

QUINZIÈME OBSERVATION.

Femme de soixante-dix ans. — Disposition aux affections nerveuses. — Attaque d'apoplexie datant d'une époque reculée, et dont les symptômes ont duré plusieurs jours. — Hernie ombilicale du volume d'un œuf. — Repas copieux. — Préhension d'alimens indigestes suivie immédiatement des symptômes d'apoplexie et de paralysie du côté droit. — Bouche déviée à gauche. — Augmentation de la tumeur herniaire. — Réduction de la tumeur. — Disparition subite des accidens cérébraux

Madame de Saint-M., demeurant rue Vivienne, n° 8, dont les malheurs n'ont été que trop généralement connus, est parvenue à plus de soixante-dix ans. Son caractère est gai, son imagination vive, sa constitution bonne, sa santé parfaite : seulement elle éprouve fréquemment des symptômes *nerveux*, soit au moral, soit au physique. Elle porte depuis un grand nombre d'années une hernie ombilicale de la grosseur d'un œuf de poule. Cette tumeur est mal contenue par un bandage que madame de Saint-M. porte habituellement; elle a été atteinte il y a trois ans d'accidens apoplectiques qui ont duré pendant plusieurs jours.

Le 1er janvier 1823, madame de Saint-M. prend à son dîner des alimens indigestes et mange peut-être plus qu'à l'ordinaire.

A la fin du repas, difficulté dans la prononciation des mots, vertiges, perte de connaissance, distorsion de la bouche à gauche, immobilité du bras droit; il n'y a pas de ce côté de contracture ou de mouvemens spasmodiques. Aucunes plaintes, aucunes paroles, insensibilité apparente, stertor, pouls très lent et très-fort, tout annonce enfin une hémorrhagie cérébrale du côté gauche.

Cette circonstance, que la malade venait de prendre son repas, dirige mon attention vers l'épigastre, mais je n'y trouve rien qui soit digne d'être noté.

Explorant avec soin l'état des viscères sousjacens, je trouve le bandage dont j'ai parlé. Je m'informe de l'état antérieur de la hernie, et je recherche quel est actuellement et son volume et sa dureté. Je trouve une tumeur du volume du poing, inégale, rouge-violette, consistante. Jusque-là aucun signe de douleur ou de connaissance n'avait été donné, mais bientôt le toucher de la hernie, et quelques tentatives de réduction sont suivis de gestes exprimant une vive souffrance.

L'état apoplectique durait depuis une demi-heure; les questions prononcées à haute voix, non-seulement n'avaient pas eu de réponses, mais n'avaient été suivies d'aucuns mouvemens des yeux, ou du bras droit qui y eût rapport. Après plusieurs tentatives infructueuses, les viscères (qui me paraissent être des anses d'intestins, quelques portions d'épiploon, et peut-êtr une partie de l'estomac ;) les viscères, dis-je, rentrent avec bruit dans l'abdomen. Presque subitement madame de Saint-M. ouvre les yeux, la connaissance revient, quelque paroles sont prononcées. Quelque temps après, les symptômes de paralysie cessent, l'intelligence et la prononciation se rétablissent dans toute leur intégrité; le seul accident qui ait persisté pendant plusieurs jours, c'est un caractère acariâtre, tout différent de celui que la malade a habituellement.

La hernie fut maintenue réduite par un bandage approprié. Aucune évacuation de sang ne fut pratiquée. On fit usage de plusieurs bains de pieds; la diète et un repos absolu furent prescrits pendant quelques jours.

La malade eut pendant la durée de ce court traitement une bronchite légère qui n'eut pas de suite.

Une ceinture élastique et à pelotte centrale réunie à une ventrière, et confectionnée par M. Verdier, habile chirurgien herniaire, maintint la tumeur réduite. Le docteur Reis, dont le nom est honorablement connu, a vu la malade au moment où les accidens venaient de se dissiper.

Mon honorable confrère M. Martin Solon et

moi, nous venons de voir tout récemment un malade qui, ayant éprouvé une indigestion, eut aussi pendant sa durée tous les symptômes d'une apoplexie et d'une hémiplégie; ces accidens se dissipèrent dans l'espace d'un quart d'heure.

8. L'anatomie pathologique apprend, il est vrai, qu'à la suite du délire de la céphalalgie, etc., *on trouve ordinairement des inflammations évidentes* de l'arachnoïdite, et rien du côté du cerveau. Mais a-t-elle fait toujours mention des cas contraires, c'est-à-dire de ceux dans lesquels ces symptômes s'étant manifestés, l'arachnoïde était saine, et les organes éloignés malades? A-t-elle toujours cité les circonstances dans lesquelles ces mêmes symptômes reconnaissaient pour cause une maladie exclusive à l'encéphale?

9. Le cerveau, il est vrai, a été trouvé exempt de toute lésion apparente dans beaucoup de cas de cette nature; mais dans combien de circonstances n'a-t-on pas vu l'irritation causer la mort avant que la phlogose ait eu le temps de se déclarer? Le développement pathologique des vaisseaux dans un organe suppose que celui-ci a été préalablement modifié dans son tissu d'une manière grave. Son action peut donc être altérée lorsqu'il n'y a pas encore phlogose ou inflammation. La texture délicate de l'encéphale est-elle d'ailleurs si bien connue, les nuances de ses états morbides sont-elles donc si bien déter-

minées que l'on puisse, dans un cas d'arachnoïdite quelconque, assurer que le cerveau est parfaitement sain?

10. Un malade meurt après avoir long-temps éprouvé des symptômes cérébraux variés. On l'ouvre; l'arachnoïde seule est injectée, épaissie, altérée, suppurée. Mais est-ce une raison pour croire que dans les premiers temps de la maladie la lésion ait été ainsi circonscrite; que la congestion se soit bornée à la membrane et ait épargné le cerveau? non, sans doute, et nous ne pouvons juger par l'examen du cadavre que de l'état des organes malades *au moment de la mort.*

11. L'anatomie pathologique ne fait connaître en général les maladies qu'à leur plus haut degré d'intensité. Rarement trouve-t-elle des occasions heureuses de les étudier dès leur début. C'est après la mort qu'on voit la fausse membrane du crowp, les tubercules dans la phtysie, le ramollissement dans la céphalite, etc.; mais que savons-nous encore sur les états moins graves qui précèdent les funestes degrés d'affections si terribles? que savons-nous sur ce qui se passe dans les premières périodes de ces maladies internes, lorsqu'à l'extérieur de légères affections de la peau, visibles pendant la vie, se dissipent dès qu'elle est éteinte? Nous ne savons rien ou du moins que fort peu de chose; et ce peu de chose, c'est dans

le plus grand nombre des cas l'analogie qui nous l'apprend. L'appréciation exacte des symptômes et des lésions de fonctions sont en effet les seuls moyens qui nous soient offerts pour juger de l'état pathologique des organes profondément placés.

12. Si j'ai donné à mes observations le titre de symptômes d'arachnoïdite, je n'ai donc pas voulu assurer par là qu'elles aient toujours eu rapport à une inflammation des menynges, mais les phénomènes que j'ai signalés se rapportent spécialement à ceux que l'on rattache le plus ordinairement aux lésions de l'arachnoïde.

13. Je crois pouvoir poser en principe :

A. Que tout organe très-irrité peut déterminer une stimulation et une congestion cérébrales accompagnées ou non d'arachnoïdite, suivies ou non d'inflammation ou d'hémorragie cérébrale.

B. Que chez les enfans l'excitation pathologique de l'estomac et du tube intestinal est la cause la plus fréquente de l'irritation morbide de l'encéphale (obs. I, II, III, etc.). Ajoutons qu'une mauvaise alimentation peut en conséquence déterminer sympathiquement et par la médiation du tube digestif les accidens cérébraux que j'ai signalés. Aussi les symptômes de l'arachnoïdite se rencontrent-ils très-souvent chez les jeunes enfans auxquels on donne d'autres alimens que le lait de leur nourrice (obs. IV, XIV, etc.)

C. Que le travail de la dentition est une cause

très-fréquente d'accidens cérébraux (obs. XIV), ce qui s'explique facilement pas l'extrême douleur dont l'éruption des dents est souvent accompagnée. Une observation consignée dans la quatrième lettre de M. Lallemand, et extraite de l'ouvrage de M. Itard, fait mention d'une odontalgie qui s'est manifestée avant l'apparition d'une affection cérébrale, que le professeur de Montpellier regarde comme primitive à la douleur dentaire. Je ne puis partager l'avis de ce praticien distingué. A mes yeux c'est la violence de l'odontalgie qui a été la source de l'irritation des organes encéphaliques. Il paraît en avoir été ainsi dans un cas remarquable cité par M. Scouttetten (*Journal univers.*, janvier 1823.)

D. Que l'otite interne détermine souvent des phénomènes identiques (observations de Sabatier, de MM. Itard, Lallemand, etc.)

E. Que la suppression de la teigne faveuse peut être suivie de symptômes d'arachnoïdite (obs. V et beaucoup d'autres consignées dans les auteurs).

F. Que l'irritation de la peau par un exanthême peut être suivie des mêmes accidens. C'est ainsi que dans les rougeoles, les varioles intenses, il est rare que les malades ne délirent pas, etc.

41. Malgré l'assertion de MM. Parent et Martinet, je suis fondé à penser que de tous les âges c'est celui de la première enfance où on rencontre le plus souvent les symptômes d'arach-

noïdite. Peut-être aussi à cette époque de la vie l'irritation cérébrale prend-elle ordinairement cette forme tandis que plus tard elle en revêt une différente. Peu de maladies graves sont plus communes chez les enfans très-jeunes que l'affection dont il s'agit; je l'ai observée plus de vingt fois dans ma pratique, et certes je ne l'ai pas rencontrée à beaucoup près aussi souvent chez les adultes ou les vieillards. Chez ces derniers l'apoplexie s'est bien plus fréquemment offerte à mon observation (obs. XV). Dimensions considérables de l'encéphale, douleurs de la dentition, sensibilité très-développée, impressions nouvelles et multipliées, développement de l'intelligence, estomac et intestins peu accoutumés à la plupart des substances alimentaires qu'on y ingère, etc.; toutes ces causes réunies, signalées déjà tant de fois, rendent raison de la fâcheuse disposition des jeunes enfans aux affections encéphaliques.

Parmi les symptômes les plus graves que détermine l'excitation cérébrale dangereuse qui fait le sujet de ce Mémoire, il en est un bien fâcheux sur lequel je crois devoir appeler l'attention du praticien observateur, je veux dire un certain roulement d'yeux bientôt suivi d'un regard fixe et dirigé constamment en haut. L'enfant étendu sur son lit ne détourne pas sa vue du plafond, il paraît regarder avec attention et ne voit même pas. Cet état dure quelques secondes. La pupille est alors généralement dilatée, les paupières entrouvertes. Avant l'administration des lavemens de quinquina, j'ai vu mourir presque tous les enfans qui m'ont présenté ce phénomène sinistre.

16. L'oscillation de la chaleur dans les derniers temps de la vie, chez les enfans qui succombent à une arachnoïdite cérébrale et surtout rachidienne, est un symptôme dont il est bien utile de tenir compte, et bien propre aussi à sanctionner les belles expériences de MM. Brodies et Chossat, relatives à l'influence de la moëlle de l'épine sur la calorification. On se rappelle que, chez les animaux sur lesquels a expérimenté ce dernier physiologiste, lorsque la moëlle dorsale était attaquée, la chaleur baissait, puis remontait au-dessus de son type initial, ce qui avait lieu à plusieurs reprises. C'est ce que j'ai observé chez beaucoup de malades, mais principalement chez le jeune G... qui était atteint d'une arachnoïdite cérébrale et spinale.

2° RÉFLEXIONS GÉNÉRALES SUR LE TRAITEMENT DE L'IRRITATION PATHOLOGIQUE DE L'ENCÉPHALE CHEZ LES ENFANS.

17. Dans la première partie de ce Mémoire, j'ai successivement rapporté quatorze cas d'affections cérébrales. Dans les cinq premières observations, la marche funeste de la maladie n'a

pas été entravée par un traitement antiphlogistique et dérivatif. Dans la sixième, la même médication a été suivie d'heureux résultats. Les symptômes d'irritation cérébrale consécutifs à ceux de l'estomac ont cédé dans la septième à des applications de sangsues derrière les oreilles, et à des vomissemens provoqués.

18. Dans les huitième, neuvième, dixième et onzième observations, la lésion encéphalique datant déjà d'une époque reculée, remarquable d'ailleurs par une intermittence plus ou moins longue, s'est dissipée d'une manière presque subite, et dans ces cas heureux j'avais employé les lavemens avec le quinquina en substance. Dans les trois dernières observations enfin, il n'y avait pas d'alternatives de rougeur et de pâleur, et l'écorce du Pérou n'a été d'aucune efficacité (1).

(1) L'authenticité des faits précédens ne peut être contestée. La plupart d'entre eux ont eu d'honorables témoins. Le docteur Caran a vu le jeune M..... (observation Ire). Adolphe P.... était mon premier enfant, et le docteur Pillien a bien voulu lui donner des soins (observation IV). Les docteurs Dauyau et Chantourelle ont eu connaissance de la première maladie de la jeune Prot (observ. VIII). Le docteur Sarlandière a passé avec moi une partie de la nuit auprès de l'enfant Galimar (observation XII). Le docteur Jadelot a été consulté dans la deuxième maladie de la jeune Prot (observation XII). Le docteur Asselin avait été le premier appelé pour le fils de M. Bonnet (observation VI). Le malheureux Desprez s'est trouvé presqu'en même temps que moi chez le jeune Passoire (observation VII), etc.

19. Je ne rappellerai pas tout ce qui a été tenté pour obtenir la guérison des accidens qui font le sujet de ce Mémoire. On sait bien que, dans ce cas comme dans tant d'autres, le nom qu'on a donné à la maladie, plutôt que l'expérience, a dirigé le traitement qu'on a cru indiqué. Tel qui n'y a vu que des convulsions a mis à contribution tous les antispasmodiques des officines; celui qui la considéra comme une fièvre cérébrale ne manqua pas d'avoir recours aux fébrifuges. Aussitôt qu'on se fut servi du mot hydrocéphale aiguë, voilà que la salivation mercurielle, les bains de vapeur, les diurétiques furent employés, et que l'on préconisa les vésicatoires long-temps appliqués, et dont on se contenta de percer la phlyctène sans enlever l'épiderme. Dès que l'on rattacha aux phlegmasies des menynges la maladie qui nous occupe, on mit en usage les applications de glace, les sangsues, les dérivatifs énergiques, etc.; cette dernière pratique est généralement adoptée. Telle est celle que j'ai suivie, telle sera celle que je suivrai dans un grand nombre de cas, tant que l'expérience ne m'aura pas démontré qu'elle est dangereuse ou sans avantage.

20. Reconnaître le premier foyer de l'irritation, démêler l'organe dont la souffrance détermine la stimulation cérébrale, tel est, dans le traitement des convulsions des enfans, le premier

précepte dont le praticien ne doit jamais s'écarter.

21. J'ai déjà fait remarquer que l'appareil alimentaire est, dans le plus grand nombre des cas, la partie dont la maladie primitive détermine ultérieurement celle du cerveau (ss. 13. B.). Cela s'explique facilement par les relations nerveuses multipliées qui unissent le tube digestif et l'encéphale. J'ai vu très-fréquemment la diarrhée précéder de plusieurs jours l'irritation encéphalique, (obs. II, III, IV, VI, XI.) C'est au moment où les selles deviennent très-nombreuses et où la fièvre est la plus vive, que les symptômes cérébraux se dessinent. Le jeune M... (obs. Ire) avait eu quelques accidens gastriques, il prend un purgatif; peu de jours après, l'encéphalite se déclare de la manière la plus effrayante. On avait administré à l'enfant Chemout le sirop d'ipécacuanha immédiatement avant que la maladie cérébrale se fût manifestée (obs. III.).

22. Prescrivez donc une diète absolue à un enfant dont les intestins sont irrités. Ce ne sont pas plus les sangsues que les médicamens qui le guériront; c'est le régime qui lui rendra la santé. C'est agir et fortement agir, que de se borner à défendre l'alimentation; ce n'est pas faire la médecine expectante, c'est donner aux organes le temps et les moyens de revenir à leur état normal. Quoi qu'on ait pu inférer de l'aphorisme d'Hippocrate, *minimè pueri*, etc., l'homme

au premier âge supporte très-bien l'abstinence. Redoutez en négligeant un moyen aussi simple de voir la maladie s'aggraver ou se compliquer d'accidens encéphaliques. Quelquefois il suffit de prescrire le lait pour toute boisson et pour unique nourriture. Souvent il faut l'étendre d'eau de gomme et de décoction d'orge; plus souvent encore il ne faut accorder que de l'eau sucrée toute simple. Deux jours suffisent pour la guérison d'une affection que les alimens entretiennent, que les médicamens aggravent, et que les évacuations sanguines sont loin de toujours guérir.

23. Le régime prophylactique doit varier suivant l'âge; seul aliment de la première enfance, le lait de la femme est préférable à celui des animaux, qui cependant est encore très-convenable, lorsqu'il est étendu d'une certaine quantité d'eau. Nourri de cette manière, rarement l'enfant aura des convulsions, parce que son estomac, ses intestins ne seront pas malades, et n'irradieront pas sur le système nerveux d'une manière fâcheuse.

24. Modérez aussi, s'il est possible, l'irritation des gencives par les dents qui les percent, et celle de la pulpe dentaire, résultat inévitable des progrès de l'éruption des dents. Bien plus souvent qu'on ne le pense l'odontalgie détermine des accidens graves chez l'adulte; que sera-ce donc pour les enfans en proie aux douleurs de

la première dentition ! quelles angoisses ! quelles souffrances ! que de causes pour irriter l'encéphale !

25. Mais comment calmer cette irritation ? Les narcotiques apaiseront la douleur, mais pour ne pas percevoir cette douleur, le cerveau en sera-t-il moins irrité ? faut-il inciser les gencives ? mais sont-elles bien le siége de la principale irritation primitive ? l'application de sangsues sera-t-elle utile ? Je la crois indiquée ; mais je ne puis citer qu'un fait, et encore est-il bien peu concluant. Le jeune G... (obs. XIV) cesse d'avoir des convulsions aussitôt qu'on évacue du sang près les dents dont la pulpe est supposée irritée. Le petit malade est momentanément soulagé, mais n'en périt pas moins.

26. Des considérations du même genre sont entièrement applicables à l'otite, à laquelle il importe surtout de s'opposer d'une manière très-active. (Itard, *Traité des maladies de l'oreille.*)

27. Je ne puis mieux faire, relativement aux influences de l'irritation du cuir chevelu par la teigne ou les vésicatoires sur la manifestation des accidens cérébraux, que de citer les symptômes d'arachnoïdite mortels, qui se déclarèrent chez mademoiselle Martineau, peu de temps après la guérison de sa maladie cutanée (obs. V), et la mort de la petite Prot, qui succéda à la guérison des ulcères qu'elle portait à la tête depuis la première affection dont elle avait été atteinte

(obs. XII.) Les indications à saisir dans des cas semblables sont trop évidentes pour qu'il soit utile d'y insister.

28. Calmer les fâcheux résultats de l'irritation exanthématique dans la rougeole, la variole, etc.; prévenir la suppression brusque de ces phlogoses ; chercher à les ramener vers la peau lorsqu'elles disparaissent brusquement, sont des préceptes si universellement adoptés, que je ferais injure à mes lecteurs en supposant qu'il soit utile de les rappeler.

29. Il est donc vrai que dans le principe l'affection encéphalique est souvent secondaire à une autre lésion d'organe; mais bientôt la maladie du cerveau devient prédominante et celle du premier point d'irritation ne tarde pas à disparaître. Le rôle important que remplit l'encéphale dans les phénomènes de la vie ne permet pas aux symptômes dont il est la source de se manifester à un faible degré. Ceux-ci se succèdent, se combinent, se multiplient, s'accroissent à proportion que la souffrance du viscère continue. L'irritation primitive, le foyer premier de la maladie diminue au contraire en vertu des lois connues de la dérivation. Les symptômes qui caractérisent cette dernière lésion disparaissent, *s'obscurcissent* pendant la durée de ceux dont le cerveau est le point de départ.

30. Une céphalite ou une arachnoïdite primitives sont des maladies qu'on rencontre rarement

dans la pratique. Il en est peu, au contraire, que l'on ait plus fréquemment occasion d'observer que des lésions encéphaliques succédant à l'odontalgie, l'otite, la gastrite, l'entérite, etc.

31. C'est inutilement, dans le plus grand nombre des cas, que l'on cherche à calmer la souffrance de l'organe dont l'irritation a déterminé celle de l'encéphale. Dès que celle-ci est franchement dessinée, dès que la maladie secondaire a fait assez de progrès pour que les symptômes cérébraux persistent et deviennent intenses, ceux-ci continuent leur terrible marche quoique l'affection première soit entièrement dissipée. La lésion encéphalique doit donc alors être traitée comme si elle était réellement primitive.

32. L'irritation cérébrale idiopatique chez l'enfant est le plus souvent le résultat d'une chute ou d'une violence extérieure; sans doute aussi des impressions morales peuvent lui donner naissance, etc. On a tant et si judicieusement écrit sur les causes de la céphalite et de l'arachnoïdite primitives, qu'énumérer celles-ci serait ne rien dire d'utile et moins encore de nouveau. Remarquons seulement que l'on n'a aucuns signes, autres que les symptômes locaux ou les circonstances commémoratives, pour distinguer les lésions encéphaliques, suites d'un coup ou de tout autre accident semblable, d'une phlegmasie cérébrale produite par une cause interne.

33. Idiopathique ou symptomatique, simple ou compliquée, résultat d'une violence extérieure ou d'altérations spontanées survenues dans les organes; l'irritation cérébrale une fois bien caractérisée, réclame impérieusement dans ses premières périodes les évacuations sanguines.

34. Qu'on donne en effet à la maladie le nom que l'on voudra, qu'on adopte telle opinion ou telle autre, toujours est-il qu'une congestion de sang vers le cerveau est ici de toute évidence. La force des battemens des artères carotides en est une preuve positive. Chez les enfans très-jeunes, dont la fontanelle antérieure n'est pas encore ossifiée, l'encéphale soulève avec une énergie extrême le doigt qui le touche (obs. XIV), et, grâces aux travaux des physiologistes parmi lesquels M. le professeur Richerand doit être honorablement cité, on sait bien que les mouvemens du cerveau sont en rapport avec la circulation qui s'y opère.

35. Les saignées doivent être très-abondantes. Que craint-on en effet de répandre, dans cette circonstance, une quantité de sang un peu considérable? Redoute-t-on la faiblesse générale? mais celle-ci est bientôt dissipée. Le chirurgien ne craint pas de faire pratiquer la phlébotomie cinq ou six fois de suite pour une fracture, et le médecin pourrait se contenter de faire appliquer trois sangsues derrière chaque oreille lorsqu'il s'agit d'une arachnoïdite ou d'une congestion céré-

brale ? bannissons si l'on veut la théorie, mais consultons du moins les faits. La saignée portée même jusqu'à défaillance est rarement dangereuse. Bosquillon avait une pratique heureuse, celle de Boërhaave comptait de nombreux succès. Je ne crains pas de faire pratiquer de copieuses et de très-copieuses saignées, dans des circonstances où la faiblesse du pouls *radial* est portée très-loin, et ce ne sont pas là les malades que je perds. La maladie une fois détruite, les forces reparaissent avec rapidité. L'abattement, la stupeur, la pâleur, la paralysie, les convulsions qui se manifestent souvent dans le cours des maladies dont je parle, se déclarent, soit qu'on ait saigné, soit qu'on ne l'ait pas fait. C'est la lésion du système nerveux qui est suivie de ces symptômes et non pas l'évacuation de sang que l'on a obtenue.

36. Je crois donc qu'on doit saigner abondamment dans les premières périodes de la congestion cérébrale des enfans, que 20, 30, 40 sangsues et même davantage, qu'une ou plusieurs phlébotomies doivent être pratiquées, qu'en un mot, il faut agir promptement et le faire énergiquement.

37. C'est au moment où les battemens du pouls carotidien tombent qu'il faut s'arrêter relativement aux évacuations de sang. J'ai vu la radiale être à peine agitée de quelques faibles pulsations, tandis que les artères du cou soulevaient avec

force le doigt qui les pressait. Si le cœur tend à lancer également le sang dans toutes les portions de l'appareil circulatoire, il est certain que les artères ont aussi une action sur le fluide qu'elles contiennent (Béclard). Les organes auxquels elles se distribuent, en irradiant sur elles, leur permettent d'admettre plus ou moins de sang, indépendamment de l'énergie des mouvemens du cœur. Ne consulter que le pouls radial dans une maladie est une source de fausses idées sur les moyens à employer.

Il faut rechercher le volume des artères partout où la main peut les rencontrer. C'est plutôt l'inégale distribution du sang dans nos parties qui est la cause des phénomènes morbides, plutôt, dis-je, que les variations survenues dans la masse de ce fluide.

58. C'est encore au moment où le pouls carotidien est un peu moins développé, qu'on peut davantage espérer obtenir une dérivation salutaire par les synapismes, les vésicatoires, etc. Avant cette époque, ces moyens seraient peut-être plus dangereux qu'utiles; la douleur qu'ils causent suffirait peut-être chez certains sujets pour disposer le cerveau à une congestion sanguine; croit-on que cette douleur soit sans danger, lorsque déjà cette congestion sanguine existe? Je ne le pense pas, et, suivant ce que j'ai observé, les dérivatifs *douloureux* ne conviennent pas dans les premières périodes de la maladie.

Il n'en est peut-être pas ainsi de ceux dont l'application est accompagnée d'une souffrance nulle ou médiocre. Les ventouses simples, les frictions, sont surtout dans ce cas, ainsi que les applications de linges trempés dans l'eau chaude et les bains de pieds à une température médiocrement élevée.

39. Les pédiluves m'ont paru plus utiles lorsque les jambes sont suspendues dans l'eau, et que les pieds ne touchent pas le fond du vase. Ce procédé que j'emploie souvent me paraît surtout propre à porter les liquides vers les extrémités inférieures. Je ne suis pas partisan des hypothèses mécaniques, mais je crois que dans les mauvaises théories même il y a quelque chose de bon à prendre.

40. J'ai prescrit plusieurs fois l'application d'un large vésicatoire sur la tête préalablement rasée, mais il me serait difficile de dire si je dois rapporter à cette pratique les succès dont elle m'a paru quelquefois suivie. Les résultats que j'ai obtenus sont les suivans : Chez mademoiselle Martineau (obs. V), quoique ce moyen parût très-indiqué (ss. 27), il ne fut suivi d'aucun effet avantageux. Il a échoué chez le jeune G... (obs. XIV), mais tous les autres secours de l'art furent, dans ce cas, également inutiles. Un moxa au sinciput ne retarda pas la mort de M..... (obs. Ire.) Un vésicatoire fut appliqué sur la tête de la petite Prot (obs. VIII), et de l'en-

fant de la rue de Bondy (obs. IX). Dans ces deux dernières circonstances, le mieux-être fut très-promptement observé, mais j'avais en même temps donné le quinquina en lavemens; ces injections seules, et sans y joindre le vésicatoire, furent suivies d'une amélioration rapide chez les enfans Boulanger (obs. X) et Sommereux (obs. XI), ainsi que dans deux autres cas, dont je vais bientôt parler. (Obs. XVI et XVII.)

41. Les affusions froides (observ. XVIII), les applications de glace déterminent souvent une amélioration subite, surtout lorsque les malades sont en même temps plongés dans un bain tiède, qui entretient du reste une chaleur douce à la peau. Celle-ci dans beaucoup de cas a une grande tendance au refroidissement. En général, l'amélioration que les lotions froides déterminent dans l'état des malades est de peu de durée (Parent); il faut souvent y revenir. La glace doit-elle être constamment appliquée? faut-il la placer seulement tous les quarts d'heure, ou toutes les demi-heures pendant dix minutes? Dans ce dernier cas, la réaction ne tarde pas à avoir lieu, et à être suivie de nouveaux accidens. La meilleure manière de s'en servir me paraît être de l'appliquer sur toute l'étendue du crâne lorsque la face devient rouge, et de la faire enlever toutes les fois que la pâleur survient.

42. L'émétique à haute dose est dangereux. Les vomissemens qu'il détermine sont suivis

d'une congestion sanguine vers la tête ; c'est précisément là le contraire de ce que l'on veut obtenir. Ce médicament pourrait n'être pas sans utilité dans le cas où une irritation cérébrale succéderait à une indigestion (obs. VII) ; toutefois l'eau sucrée chaude et la titillation de la luette suffisent pour provoquer des vomissemens abondans. Cette dernière pratique est celle que je suivrais dans des cas semblables. Le tartrite antimonié de potasse à petites doses, et suivant la méthode de Desault, pourrait produire une dérivation salutaire, et on l'administrerait avec avantage si l'estomac et les intestins étaient exempts de lésions. (Lallemand.)

43. Les lavemens purgatifs paraissent essentiellement indiqués, soit comme dérivatifs, soit pour remédier à la constipation qui se manifeste fréquemment, et qui pourrait bien avoir quelque influence fâcheuse sur le cerveau malade, puisqu'on le voit, dans l'état sain, déterminer quelquefois des céphalalgies opiniâtres. Ajoutons que l'on trouve souvent un liquide abondant, verdâtre, et visqueux dans les intestins (obs. XIV), qu'il ne serait peut-être pas sans utilité d'évacuer; les purgatifs et surtout le calomélas pourraient ici avoir quelque avantage. Ils me paraissent offrir bien moins d'inconvéniens injectés dans le rectum, qu'administrés par la bouche et portés dans l'estomac. Au reste, j'ai souvent employé les lavemens purgatifs, mais

j'avais en même temps mis en usage tant d'autres pratiques qu'il me serait difficile de dire le degré d'utilité que j'en ai tiré.

44. Le plus souvent et malgré l'emploi combiné de ces moyens nombreux, la maladie suit sa marche fâcheuse et se termine malheureusement du premier au vingtième jour (obs. Ire, II, III, IV, V, XII, XIII, XIV) ; les symptômes d'épanchement se manifestent le plus souvent avant que la mort survienne. Dans beaucoup de cas cependant les enfans périssent dès les premiers temps, et pendant ou après une convulsion (observations IV). Presque constamment au-dessus de nos faibles ressources, l'affection dont il s'agit est le désespoir du médecin, qui multiplie en vain toutes les ressources de son art, et qui, découragé, emploie sans espérance, le moxa, le cautère actuel, etc., moyens actifs, sans doute, mais dont l'administration n'est presque jamais couronnée de succès; ce que ne prouvent que trop encore quatre observations d'arachnoïdite aiguë, que M. Claret a traitée sans succès chez des enfans, par la méthode antiphlogistique et dérivative. (*Ann. du cercle médical*, *juillet* 1822.

3° RÉFLEXIONS SUR L'EMPLOI DU QUINQUINA DANS L'IRRITATION PATHOLOGIQUE DE L'ENCÉPHALE CHEZ LES ENFANS.

45. C'est après avoir inutilement tout tenté que, voyant la jeune Prot sur le point d'expirer,

j'en parlai à M. Hyppolite Cloquet, et que ce médecin distingué me rappela le fait qu'il a consigné dans le nouveau Journal de médecine. Il me fit part de quelques autres observations analogues publiées depuis dans le même recueil, et je me décidai dès-lors à mettre le quinquina en usage.

46. La jeune malade présentait des alternatives de rougeur et de pâleur. Je réussis au-delà de mes espérances. Je fus aussi heureux pour l'enfant de la rue de Bondy (observation IX), chez lequel le même état intermittent s'était fait remarquer. La petite Boulanger m'offrit les mêmes symptômes et les résultats furent les mêmes. Tout avait échoué pour l'enfant de M. Sommereux. Les lavemens avec le quinquina furent suivis d'un prompt retour à la santé.

47. Ce n'était pas les premières circonstances dans lesquelles j'eusse vu des affections périodiques dont l'encéphale était le siége, céder à l'emploi du quinquina. En 1818, un homme de cinquante ans, demeurant alors à l'hôtel Fleury, rue de la Bibliothèque, éprouvait, à une heure déterminée et tous les deux jours, un accès de manie avec penchant au suicide; les accidens se dissipèrent subitement après l'administration de l'écorce du Pérou. Mademoiselle A. M......., rue du Four-Saint-Germain, n° 72, avait, à la même époque de chaque journée, une attaque très-forte d'hystérie qui durait plusieurs heures et qui avait résisté depuis plus d'un mois à tous

les moyens que j'avais prescrits. Quelques pilules de sulfate de quinine avaient prévenu le retour de cette affection spasmodique. Ces faits étaient présens à mon esprit, mais n'avaient rien qui pût m'autoriser à profiter des courtes rémissions ou intermissions que j'observais pour donner le quinquina en lavemens. C'est donc à M. Hyppolite Cloquet que je suis redevable de l'idée de me servir de ce médicament dans les irritations encéphaliques des enfans.

48. Appelé pour la jeune Prot une seconde fois (observation XII), pour l'enfant Galimar (observation XIII), pour le fils de M. G. (observation XIV), je ne découvre pas d'une manière manifeste d'intermittence ou plutôt d'alternatives de rougeur et de pâleur; je fais administrer les mêmes moyens et la mort n'en a pas moins lieu.

49. D'après les faits précédens, je suis autorisé à penser que dans les circonstances où des alternatives de rougeur et de pâleur se manifestent, on peut espérer que le quinquina en lavemens sera suivi d'effets avantageux; que dans le cas au contraire où les intermittences ne se déclarent pas, on doit fort peu compter sur l'efficacité de l'écorce du Pérou.

50. Maintenant une nouvelle question se présente. Peut-on employer le quinquina en lavemens lorsque les symptômes de l'irritation cérébrale ont succédé à ceux de la gastrite ou de l'entérite ?

51. Dans les deux sujets que j'ai ouverts il n'y avait pas de phlegmasie-gastro-intestinale (observations XIII et XIV). Un grand nombre des observations de MM. Lallemand et Parent prouvent aussi, quoi qu'en ait pu dire M. Scoutetten, que très-souvent l'entérite et la gastrite n'ont pas lieu en même temps que la congestion cérébrale. Dans ces cas le quinquina ne pouvait pas être nuisible. Il aurait même sans inconvénient été donné par la bouche.

52. La portion du tube alimentaire frappée de phlegmasie doit être prise en très-grande considération. S'il y a eu exclusivement des vomissemens et de la tension dans la région abdominale correspondant aux intestins grêles, s'il n'y a pas eu de diarrhée, les lavemens avec le quinquina peuvent être employés lors de l'intermittence des accidens cérébraux.

53. Faut-il en agir ainsi lorsque des selles nombreuses et liquides font croire à l'existence d'une colite? Ceci demande une explication.

54. Chez les deux sujets que j'ai ouverts, il y avait une diarrhée intense, et cependant l'autopsie cadavérique a démontré que les organes encéphaliques seuls étaient altérés, que le colon était sain. Comment se rendre raison de ce phénomène? Je ne veux pas tout expliquer, mais enfin il est bon aussi d'avoir recours aux raisonnemens déduits des faits.

55. La digestion stomacale est arrêtée ou entravée lors de la section de la huitième paire

(Dumas, Wils. Philips, etc.). Ceci ne peut avoir lieu que par la soustraction de l'influence encéphalique. Est-il donc possible que celle-ci soit altérée, au point où elle l'est, dans l'arachnoïdite sans que l'estomac soit modifié dans sa manière d'être? Les liquides ou les solides que prennent les malades, la salive, les mucosités même qu'ils avalent, digérés dans l'état physiologique (Magendie), cessent de l'être convenablement dans les cas de congestion cérébrale; de là, abord de fluides altérés dans les intestins, diarrhée, etc.

56. Qu'on donne à cette explication le degré de confiance que l'on voudra, le fait n'en est pas moins réel: les deux sujets précédens ont eu une forte diarrhée et n'ont pas présenté de traces de colite après la mort.

57. Mais, dans la supposition même de l'existence d'une colite chez un sujet atteint d'encéphalite, faudrait-il toujours s'abstenir de porter un lavement de quinquina dans le rectum? Je ne suis pas de cet avis.

a. L'inflammation du colon n'est pas d'une gravité comparable à celle de l'encéphale ou de ses dépendances. Ce serait avec avantage qu'on substituerait la première maladie à la seconde.

b. Le rectum est rarement enflammé dans le cas de colite ou d'entérite. Une dose d'écorce du Pérou, suspendue dans une petite quantité de véhicule et poussée très-lentement dans l'intestin, ne dépassera pas ce même rectum.

c. Connaissons-nous bien encore, d'une manière parfaite, le mode d'action du quinquina appliqué sur une partie enflammée, et sommes-nous bien certains que ce moyen augmente constamment la phlogose? Je ne me prononce pas, parce que j'attends des faits et des expériences pour dissiper à ce sujet tous mes doutes.

58. Comment agit le quinquina dans les cas où son emploi réussit dans l'encéphalite? Les trois observations suivantes peuvent-elles donner quelques indices pour la solution de la question?

SEIZIÈME OBSERVATION.

Diarrhée. — Symptômes cérébraux. — Lavemens avec le quinquina. — Disparition des accidens encéphaliques. — Réapparition de la diarrhée qui détermine la mort.

L'enfant Rambaut, âgée de vingt-six mois, fille du portier du passage Montesquieu, avait éprouvé, dans le commencement du mois de février 1823, une laryngo-bronchite intense, qui paraissait être le premier degré du crowp, et qui avait cédé à une application de huit sangsues au cou, et d'un vésicatoire sur le thorax.

Le 24 et le 25 avril, elle est atteinte d'un dévoiement qui la force à aller à la selle deux ou trois fois par jour; les parens continuent à donner des alimens, et se contentent de faire prendre à l'enfant un peu d'eau de gomme.

Le 26, céphalalgie très-vive; grincemens de dents.

Le 27, vomissemens, cinq ou six selles dans la journée; pouls plein, fort et fréquent; céphalalgie insupportable; face rouge, injectée; artères carotides battant avec force; grincemens de dents, contractions spasmodiques des membres; roulemens d'yeux, regard fixé vers le plafond, assoupissement, de temps en temps réveil complet; toux, voix altérée, réapparition des accidens du côté du larynx.

Six sangsues au cou, des sinapismes aux pieds, sont suivis d'une respiration plus facile et d'une toux moins forte; les accidens cérébraux continuent.

Le 28 et le 29, même état, roulement des yeux, regard fixé vers le plafond, assoupissement très-profond.

Prescription d'un grand nombre de sangsues derrière les oreilles. *Elles ne sont pas appliquées;* vésicatoire à chaque cuisse.

Le 30, le pouls radial est peu développé; du reste persistance des accidens cérébraux; alternatives de rougeur et de pâleur. La première dure une ou deux minutes; la pâleur persiste un quart d'heure, et est accompagnée de convulsions et d'agitations : le ventre est souple et la langue pâle.

Prescription d'un gros de quinquina en lavement après une rougeur, et continuation du même moyen toutes les trois heures.

Les accidens cérébraux ne se dissipent pas, chez cette malade, d'une manière aussi subite que dans les observations huitième, neuvième, dixième et onzième; mais ils diminuent lentement et successivement. L'agitation devient de moins en moins vive, les convulsions moins fréquentes, l'assoupissement moins profond. Une gradation se fait remarquer dans l'amélioration des symptômes cérébraux, et le 5 mai ceux-ci sont entièrement disparus. L'enfant conserve seulement un caractère très-maussade, et pleure dès qu'on s'approche de lui.

Mais si les accidens nerveux devenaient de moins en moins intenses, les signes de l'irritation abdominale reparaissaient avec une intensité nouvelle. Une fièvre vive se manifestait; dès le 3 mai une diarrhée abondante se déclarait. Je crus devoir cesser alors l'emploi du quinquina, et y substituer des lavemens avec la décoction de guimauve : cependant le ventre se distendit par des gaz, et la phlegmasie des gros intestins qui avait commencé la maladie parut devoir la terminer.

Tous les secours de l'art furent inutiles : bains, fomentations émollientes, sangsues sur la partie inférieure de l'abdomen, diète absolue, eau gommée, lavemens frais, etc., rien n'empêcha l'amaigrissement progressif, la diarrhée et la fièvre qui entraînaient la jeune Rambaut vers la tombe. L'enfant expira le 14 mai après une courte agonie; mais sans convulsions, sans assoupissement, et ce n'est que dans les derniers momens qu'elle perdit connaissance.

Il eût été bien important d'ouvrir le cadavre; les parens s'y opposèrent.

J'avais prié M. H. Cloquet d'aller voir la malade avant, pendant et après la manifestation des accidens cérébraux; il me l'avait promis, et c'est avec peine que j'ai appris qu'il n'avait pas effectué cette même promesse.

DIX-SEPTIÈME OBSERVATION.

Accidens gastriques et intestinaux. — Symptômes d'arachnoïdite. — Intermittence avec le type tierce. — Accès calmés par la méthode antiphlogistique et dérivative. — Retour des accès prévenus par les lavemens avec le quinquina.

M. Dupuy, propriétaire à Houdan, avait conduit à Paris sa jeune fille, âgée de trois ans et quelques mois. M. le docteur Jacob, qui avait vu l'enfant à l'hôtel de Nantes, rue Croix-des-Petits-Champs, apprenant que depuis longtemps j'étais le médecin de M. Dupuy, eut la délicatesse de me faire prévenir et de se retirer. Il avait déjà reconnu chez l'enfant les symptômes de l'irritation encéphalique dont je vais tracer l'histoire.

Dans les jours qui suivirent la première quinzaine de juin 1823, l'enfant fut atteint de quelques accidens gastriques et d'un peu de diarrhée, ce qui ne troubla pas sa gaîté et son enjouement habituels.

Dans la nuit du lundi 18 au mardi 19 mai, elle éprouva une agitation extrême, du délire, des mouvemens spasmodiques des lèvres et des membres, une céphalalgie sus-orbitaire très-vive; des vomissemens s'y joignirent.

A sept heures du matin un assoupissement profond se déclare, la face est injectée, vermeille, le pouls radial et le carotidien sont très-forts; douze sangsues sont appliquées derrière les oreilles, des applications froides sont faites sur la tête, les accidens diminuent, la nuit est tranquille.

Le jour suivant la jeune Dupuy est très-bien; les inquiétudes se dissipent.

Dans la nuit du 20 au 21, réapparition des mêmes accidens que la surveille; l'accès est modéré par un traitement analogue.

Le surlendemain, mêmes accidens et emploi des mêmes moyens.

Le 23, je n'hésite pas à faire prendre le quinquina en lavemens à la même dose que dans les cas précédens.

Les symptômes cérébraux ne se manifestent pas de nouveau; mais l'abdomen devient douloureux; une diarrhée abondante se déclare. La diète, des lavemens avec la décoction de graines de lin, des fomentations émollientes, des bains, etc., ne font dissiper ces accidens qu'après 7 ou 8 jours.

Ce fait a beaucoup d'analogie avec celui dans lequel M. H. Cloquet a employé pour la première fois le quinquina en injection dans le rectum. L'intermittence était bien prononcée, l'indication facile à saisir, et je ne doute pas que tout autre praticien que moi n'eût traité comme je l'ai fait cette *fièvre intermittente céphalique.*

DIX-HUITIÈME OBSERVATION.

Homme de 35 ans.— Hémorroïdes supprimées. Insolation. —Pendant huit jours céphalalgie insupportable et continue.—Saignées générale et locale. — La maladie prend le type intermittent. — Lavement purgatif inutile. — Lavement de quinquina entre les accès, et pendant la durée de ceux-ci, affusions froides sur la tête. — Guérison de la céphalalgie ; — Hémorroïdes tellement enflammées qu'on est obligé de combattre par des sangsues cette nouvelle lésion.

M. Issaly, demeurant rue Ste-Apolline, n° 4, sujet à éprouver des hémorroïdes très-douloureuses et quelquefois fluentes, habituellement affecté d'une constipation opiniâtre, a reçu dans son enfance un coup de pierre au front, et depuis ce temps il ressent tous les mois, vers cette partie, une douleur assez vive.

Depuis huit jours les hémorroïdes avaient disparu, lorsque le 26 août il s'exposa à l'action d'un soleil brûlant.

Le 27, céphalalgie insupportable, arrachant des cris perçans au malade, se manifestant d'une manière continue, avec quelques paroxysmes irréguliers; la face est grippée, les muscles orbiculaires des paupières se contractent, lors de la douleur, d'une manière très-énergique, et donnent à la figure du malade un caractère de souffrance que je n'ai vu que chez lui. Cet état, qui dure huit jours, se complique de fièvre, et est accompagné d'une constipation qui résiste aux lavemens simples. Le malade ne fait appeler personne et s'impose une diète sévère.

Le 1er septembre on me fait enfin avertir, l'état du malade était celui que je viens d'indiquer, le pouls était dur et serré. M. le docteur Lambert et moi nous prescrivîmes une copieuse saignée et un petit nombre de sangsues à l'anus, des compresses froides sur la tête, des ligatures aux cuisses et des bains de pieds.

Le 2, un peu de diminution dans les souffrances du malade, le pouls carotidien. la veille très-développé, s'était affaibli, le pouls radial paraissait déprimé, l'épigastre était douloureux et tendu. Douze sangsues sont appliquées sur le creux de l'estomac et douze autres à l'anus. Le soir paroxysme considérable.

Le 3, même état que la veille au matin. Le soir, lavement avec trois gros de follicule de séné et une once de miel mercurial; quelques évacuations, mais le soir augmentation considérable dans les accidens. Le pouls est de nouveau très-dur, quarante sangsues derrière les oreilles. Le 4 au matin, mieux être; le soir, paroxysme.

Le pouls carotidien est plus affaibli que la veille. Affusions froides qui soulagent le malade.

Le 5 on profite de l'amendement que les symptômes offrent le matin pour donner le quinquina en lavement à la dose de quatre, de trois et de deux gros, de deux en deux heures. Un faible accès a lieu à une heure et demie. Les affusions froides en bornent la durée.

Le 6, continuation du quinquina en lavement; l'accès est à peu près nul.

Dans la nuit du 6 au 7, des douleurs hémorroïdales très-intenses se déclarent, le mal de tête cesse, mais le 8 la région inférieure de l'abdomen paraît tendue. Les tumeurs de l'anus sont alors excessivement gonflées, et le malade en souffre très-vivement.

Les lavemens de quinquina jusqu'alors continués, quoiqu'à plus faible dose, sont suspendus; des cataplasmes émolliens, des bains de siége servent à calmer les douleurs.

Mais le 9, nuit agitée, songes effrayans, un peu d'incohérence dans les idées, nouvelles douleurs de tête. Je n'osai plus recourir aux lavemens de quinquina, mais comme l'estomac me paraissait sain, je fis administrer successivement trois, deux et un grain de sulfate de quinine, de deux en deux heures. Les accidens cérébraux cessèrent dès-lors pour ne plus revenir. Je continuai du reste le lendemain et le surlendemain l'emploi du sel de quinquina. Les hémorroïdes devinrent de nouveau très-douloureuses et je fus obligé quelques jours après d'y faire appliquer des sangsues pour en modérer la violence. Le malade est actuellement parfaitement guéri.

Je ne sais s'il s'agissait ici d'une arachnoïdite, mais la congestion cérébrale était bien certaine, le danger pressant, et l'action du quinquina et des affusions tout-à-fait évidente.

59. L'observation de la jeune Dupuy, celles de l'enfant Rambault et de M. Issaly porteraient à penser que le quinquina n'agit que comme un dérivatif énergique. Je suis bien loin cependant d'adopter irrévocablement cette opinion de MM. Broussais et Boisseau. J'attends que de nouveaux faits fixent mes idées sur ce sujet.

60. Toujours est-il que, si ce médicament agit en irritant le gros intestin, cette irritation a une sorte de spécialité relative à la périodicité. C'est inutilement en effet que dans les cas où on a cru à l'existence de l'arachnoïdite, on a employé des substances beaucoup plus excitantes que le quinquina. Aucune d'elles n'a été suivie des effets remarquables que j'ai cités.

61. Cette remarque se rapporte à tous les cas de fièvre ou d'irritation intermittente dans lesquels on emploie l'écorce du Pérou.

62. Malgré l'assertion de M. Gendrin qui a, dit-il, recueilli 248 faits d'arachnoïdite, parmi lesquels il en a observé un très-grand nombre de la base se manifestant d'une manière intermittente, je ne crois pas que ce caractère puisse être particulier à une lésion organique détermi-

née. Je me range, au reste, tout-à-fait de l'opinion du célèbre nosographe français, et je ne pense pas qu'il faille classer les maladies d'après leur type; mais il me semble toutefois que dans le traitement ce type doit être pris en très-grande considération. Rarement voit-on échouer le quinquina dans une affection périodique, quel qu'en soit le caractère. Les inflammations comme les hémorragies; les fièvres ainsi que les névroses cèdent fréquemment à l'emploi du quinquina, lorsque la périodicité est bien marquée.

Madame D...x, Palais-Royal, galerie de pierres, éprouvait chaque soir depuis quinze jours un enrouement qui ne se manifestait pas le matin. Quelques pilules de sulfate de quinine préviennent le retour de la maladie, qui la veille avait été portée au plus haut point d'intensité.

63. C'est au moment où la rougeur de la face fait place à la pâleur, que dans l'encéphalite des enfans je crois devoir proposer l'emploi des lavemens de quinquina, car c'est probablement alors que la congestion cérébrale est moins intense. Alors aussi l'assoupissement est moins prononcé.

64. Les injections de quinquina dans le rectum sont plus avantageuses chez les enfans que l'administration de ce médicament par la bouche. En effet :

1° On court moins de risque en agissant sur le dernier des gros intestins, que sur l'estomac;

2° Les médicamens ingérés dans le rectum, etc.,

quoi qu'on en ait pu dire, ont une action non moins énergique que ceux qui sont portés dans le ventricule ;

3° Le goût désagréable de l'écorce du Pérou fait que la plupart des enfans ne l'avalent en substance ou en pilules qu'avec une extrême difficulté.

65. J'ai employé le quinquina en poudre. Une seule fois je me suis servi du sulfate quinine (obs. XIV), je n'ai pas réussi; mais l'écorce même pulvérisée et administrée plus tard n'a pas eu des résultats plus avantageux.

66. Ainsi que MM. Parent et Martinet, qui ont recueilli 140 observations d'arachnitis aiguë, je n'ai pas vu cette affection à l'état chronique, dont l'existence sous cette forme est à tort révoquée en doute par M. Montfalcon. M. Bayle, en effet, a consigné dans sa thèse six observations d'arachnitis chronique co-existant avec l'aliénation mentale.

CONCLUSIONS.

Je conclus des faits précédens :

1. Que pendant la vie d'un malade il est impossible d'affirmer qu'il soit atteint d'une inflammation de l'arachnoïde, puisque les symptômes de celle-ci se rattachent à ceux de l'irritation cérébrale, qui peut elle-même être le résultat de la souffrance d'un organe quelconque.

2. Que d'après les faits nombreux, dont j'ai

été témoin, les symptômes de l'arachnoïdite paraissent se rencontrer en ville plus fréquemment chez les enfans que chez les adultes.

3. Que le regard constamment fixé vers le plafond est un des signes les plus funestes de la congestion cérébrale dans le jeune âge.

4. Que la première règle dans le traitement de cette affection est de reconnaître l'organe dont la souffrance est primitive.

5. Qu'il faut largement saigner dans les premières périodes de la maladie, qui fait le sujet de ce Mémoire.

6. Que, dans les irritations cérébrales, ce n'est pas sur l'état général du pouls qu'il faut se diriger relativement à l'emploi de la saignée, mais sur l'intensité des battemens du pouls carotidien.

7. Qu'après les saignées, les dérivatifs peuvent être utiles, mais qu'il faut éviter autant que possible ceux dont l'application est douloureuse.

8. Que la meilleure manière d'employer les applications de glace et les affusions froides, est de les mettre en usage pendant le temps où la congestion cérébrale devient plus intense.

9. Que les symptômes d'irritation encéphalique présentent le plus souvent une sorte de périodicité marquée par des alternatives de rougeur et de pâleur.

10. Que dans ce cas, le quinquina peut être utile, et que la meilleure manière de l'employer,

chez les enfans, est de le donner sous la forme d'injections dans le rectum.

11, Que ces injections doivent être faites au moment où la rougeur de la face est remplacée par la pâleur.

12. Que dans certains cas de complication de gastrite ou d'entérite, il ne faut pas renoncer à l'emploi du quinquina en lavemens.

13. Que plusieurs faits porteraient à croire que le quinquina agit ici comme dérivatif.

14. Mais que dans cette hypothèse même cette dérivation aurait quelque chose de spécial, puisque d'autres irritans ne produisent pas un effet semblable.

Je termine ici des réflexions dont l'étendue ne peut être excusée que par l'importance du sujet. Puissent des faits ultérieurs présenter des résultats aussi heureux que ceux que j'ai obtenus; et puisse l'expérience consacrer les propositions qui forment les corollaires de cet opuscule!

Nota. Aujourd'hui, 5 octobre, je viens de recueillir un nouveau fait où le quinquina en lavemens a réussi dans un cas analogue à ceux qui sont consignés dans les observations VIIIe, IXe, X^e, etc. Tout porte à croire du moins que le malade, fort mal hier, est actuellement hors dedanger. Vingt heures se sont passées sans convulsions. Le docteur Bégin m'a fait le plaisir de voir avec moi cet enfant, âgé de 26 mois, et qui demeure rue de la Bibliothèque, n° 18.

IMPRIMERIE DE GAULTIER-LAGUIONIE.